DES HUILES MÉDICINALES

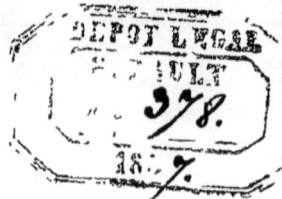

DES HUILES
MÉDICINALES

MÉMOIRE

SOUTENU

AU CERCLE PHARMACEUTIQUE DE L'ÉCOLE DE PHARMACIE DE MONTPELLIER

PAR JEAN VIDAL

de Lloupia (Pyrénées-Orientales)

MÉDECIN-CHIRURGIEN

Ex-Chirurgien externe de l'Hôtel-Dieu Saint-Éloi de Montpellier, — Ex-Externe de l'Hôtel-Dieu d'Avignon, — Ex-Interne de l'hôpital militaire et civil de Tarascon , — Membre correspondant du Cercle Pharmaceutique de Montpellier, — Délégué de la Faculté de Médecine et du Préfet de l'Hérault à l'épidémie du choléra en 1855 dans le département des Bouches-du-Rhône, — Reçu à un examen de chirurgie par M. Goffres, Professeur-agrégé, Médecin en chef des hôpitaux militaires de Montpellier, etc ; — etc , etc

MONTPELLIER

TYPOGRAPHIE DE BOEHM, IMPRIMEUR DE L'ACADÉMIE

1857

A LA MÉMOIRE

DE MON PÈRE, DE MA MÈRE

ET DE MA SŒUR.

Regrets éternels!!!

A LA MÉMOIRE

De mon Oncle JAUBERT,

Président au Tribunal civil de Perpignan;

ET DE MA TANTE.

*Je n'oublierai jamais les soins dont vous
m'avez entouré pendant mon jeune âge.*

J. VIDAL.

A MES FRÈRES.

Soyons toujours unis.

A Monsieur RANCOURT, Curé.

Témoignage de la plus vive affection.

A MON EXCELLENT MAÎTRE

Le Docteur BRAYE,

Médecin en Chef de l'Hôpital civil et militaire de Tarascon.

Faible témoignage de ma reconnaissance.

A TOUS MES CHERS PARENTS.

Témoignage d'estime et d'attachement.

J. VIDAL.

A Messieurs

COSTA DE BASTILICA ;

Ancien Préfet de l'Hérault, Chevalier de la Légion d'Honneur,
Commandeur de l'ordre de Saint-Grégoire-le-Grand.

JAC DU PUGET,

Président de Chambre à la Cour impériale de Montpellier ;
Chevalier de la Légion d'Honneur.

J. VIDAL.

À Messieurs

PAUL GALLONI D'ISTRIA,

Commissaire spécial au chemin de fer du Midi à la Méditerranée.

ÉMILE DE MORLAAS,

Commissaire du Gouvernement du chemin de fer du Midi.

BORDE, de Perpignan,

Chef de bureau à la Préfecture de Nîmes.

LORINS,

Prêtre à Montpellier.

L. VIDAL.

Auguste VERNET,

Ancien Greffier en chef du Tribunal de 1re instance de Montpellier.

ÉTIENNE,

Capitaine au 4e de Ligne, Chevalier de la Légion d'Honneur.

Hommage de respect et de reconnaissance.

A LA FAMILLE

JEAN-HENRI COULARD,

d'Aigues-Vives.

Vous m'avez honoré de votre amitié, veuillez accepter ce faible témoignage de ma reconnaissance.

J. VIDAL.

DES

HUILES MÉDICINALES

On donne le nom d'huiles médicinales aux médicaments qui résultent de la dissolution dans un corps
gras, de divers principes pris dans l'un des trois règnes
de l'histoire naturelle, soit des minéraux, soit des
végétaux, soit des animaux.

Les huiles médicinales peuvent être simples ou
composées, selon qu'il entre dans leur préparation
une ou plusieurs substances médicamenteuses. Leur

préparation peut aussi bien appartenir à la classe des médicaments qu'on désigne sous les noms de magistraux et d'officinaux ; car certaines huiles d'un emploi fréquent et journalier doivent être préparées d'avance.

Pour leur préparation on a recours tantôt aux huiles fixes, tantôt aux volatiles (nous ne parlerons que des premières). Les huiles fixes sont ainsi nomméés, parce qu'elles graissent le papier, et ne se volatilisent à aucune température sans se décomposer. Les huiles volatiles, au contraire, ne graissent le papier que momentanément, et peuvent se volatiliser à une température de 150 degrés environ, et même 100 degrés, par l'intermédiaire de l'eau.

Parmi les huiles fixes, on donne la préférence à l'huile d'olive, comme se conservant mieux, s'altérant le moins. Dans ce dernier temps, un des honorables pharmaciens de Lyon, M. Mouchon, a proposé de se servir d'huile d'œillette, comme rancissant plus difficilement que l'huile d'olive. Cette préférence, suivant nous, est sans valeur réelle, si on a recours au procédé indiqué par M. Deschamps (d'Avallon), de préparer ces médicaments avec des huiles *benzinées ou populinées.* D'ailleurs, selon nous, le médecin devrait recourir aux diverses huiles, suivant les résultats qu'il veut en obtenir. Ainsi, nous connaissons un praticien qui emploie l'huile de foie de morue comme excipient et obtient de très-bons effets dans sa pratique.

Pour la préparation des huiles médicinales, on peut utiliser l'un des quatre procédés suivants : 1° la solution ; 2° la macération ; 3° l'ébullition ; 4° ébullition et macération. Cette division, due à M. Gay, le professeur, est préférable à celle du *Codex*, qui emploie la digestion et la coction, mots qui n'expriment pas suffisamment le *modus faciendi* qu'on emploie pour la préparation de ces médicaments. Disons cependant, en passant, que peut-être on serait plus dans le vrai de dire que les huiles médicinales sont préparées : 1° par solution; 2° par décomposition. La solution peut être obtenue sans concours de calorique ou par son intermédiaire ; de là, nous aurons les subdivisions : 1° solution simple ; 2° solution par macération; 3° solution par ébullition. A la seconde catégorie n'appartiendrait que le baume du chevalier Laborde, car la chaleur qu'on emploie dans sa préparation, décompose les corps gras aussi bien que les plantes, et donne lieu à une foule de corps pyrogénés qui jusqu'à présent n'ont pas été examinés. D'après cela il nous semble que le principe du *modus faciendi* serait basé sur une action incontestable du calorique. Cette classification serait réellement chimique, trancherait toutes les difficultés des mots qu'on a créés, suivant les progrès de nos connaissances chimiques et de leur application. Cependant nous ne préjugeons rien, nous soumettons notre opinion à votre approbation, et surtout à celle de votre honorable et savant Président, qui a tant fait pour les progrès de notre art.

1° Huiles médicinales par solution.

Cette méthode est employée pour préparer les huiles qui ont pour base une matière entièrement soluble dans l'huile, comme le camphre, l'iode de fer, les essences, le phosphore, etc. L'opération consiste à prendre une partie déterminée de la substance, et à en provoquer la solution dans la quantité d'huile prescrite.

2° Huiles médicinales par macération.

Ce procédé n'est applicable qu'à des substances odorantes à l'état de fraîcheur; avec les plantes sèches il réussit incomplètement; cependant c'est de cette manière que les huiles de camomille, d'absinthe, de rhue, etc., sont préparées. Quant aux huiles odoriférantes, ce sont ordinairement les parfumeurs qui emploient ce mode pour les fleurs dont l'odeur est difficile à fixer, comme celle de tubéreuse, de jonquille, de jasmin, de violette, de rose, de lys, etc.

Le *modus faciendi* consiste à contuser les pétales dans un mortier de marbre, mêlées à l'huile d'olive; on fait macérer pendant trois jours en remuant de temps en temps, on passe avec expression, on décante, et on ajoute une nouvelle quantité de pétales égale à la première; on fait macérer et l'on passe; on répète une troisième et quatrième fois cette opération pour renforcer l'odeur. On filtre en dernier lieu l'huile, et on la conserve dans un endroit frais. Ces huiles peuvent être coloriées, pour rendre l'aspect plus agréable, et benzinées pour que leur conservation soit plus complète.

Observons toutefois que quand on emploie les fleurs
ou sommités des plantes sèches pour la préparation
des huiles médicinales, ce qui arrive toujours au
pharmacien, on aide le travail de macération par la
chaleur du bain-marie. Cette préparation est désignée
dans le *Codex* sous le nom de digestion.

3° Huiles médicinales par ébullition.

On a recours à l'ébullition pour préparer les huiles
de plantes vertes. Si les substances sont sèches on
ajoute tantôt de l'eau, ou on a recours au bain ali-
menté par ce liquide, dans le but de ne pas dépasser
le degré; car dans ce cas on ne cherche pas la décomposition de l'huile, mais bien à chasser l'eau qui accom-
pagne les plantes vertes, soit celle qui a été ajoutée
exprès pour fixer le degré de chaleur et empêcher de
dépasser 100°. Si on veut se passer d'eau, on aura
recours au bain-marie. C'est de cette manière que se
préparent les huiles de ciguë, de belladone, de jusquiame, de mandragore, de morelle, de nicotiane,
de stramonium. L'exécution de ce procédé est très-
simple. On pile des plantes vertes, on les met dans
la quantité de l'huile prescrite, on soumet le tout à

une ébullition ménagée, que l'on continue jusqu'à ce
que la plus grande partie de l'eau soit chassée ; on
agite continuellement pour favoriser l'évaporation de
l'eau, on passe, on exprime ; quand l'huile a déposé,
on décante, et on soumet les dernières portions qui
sont troubles à la filtration. Si le pharmacien, pour la
préparation de ces huiles, est au dépourvu de plantes
vertes, suivant MM. Henry et Guibourt il pourra
remplacer par quart de feuilles sèches, qu'il ramollira
convenablement' avec trois quarts d'eau tiède, et il
mènera l'opération comme si les plantes étaient
fraîches.

Le judicieux auteur de la *Pharmacopée de Montpellier* (tom. Ier, page 611) indique son procédé,
qui est préférable à celui de MM. Henry et Guibourt ;
voici comment s'exprime ce savant professeur : « Nous
estimons, d'après notre expérience, que l'emploi de la
poudre est préférable en la délayant avec un mélange à
P. E. d'eau et d'alcool à 21° ; on obtient encore un plus
beau résultat en se servant de l'extrait féculent de la
plante dont on veut préparer l'huile. Nous délayons
dans 125 grammes d'eau mêlée avec l'alcool à 21°,
40 grammes de cet extrait', que nous ajoutons à
1000 grammes d'huile d'olive, et nous faisons bouillir

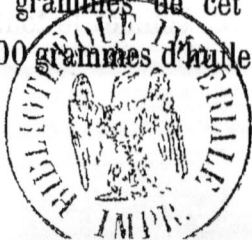

2

à une douce chaleur, jusqu'à ce que toute humidité soit dissipée ; nous coulons , nous exprimons , nous laissons-reposer , nous décantons, et nous filtrons la partie trouble de l'huile. » Le même auteur fait observer que les huiles des plantes vireuses sont beaucoup plus vertes lorsqu'on les prépare dans des bassines de cuivre non étamées.

4° Huiles médicinales par ébullition et macération.

Ce double procédé est employé pour préparer les huiles médicinales composées, telles que l'huile de plantes solanées (baume tranquille), baume divin de Montpellier, et le baume du chevalier Laborde. Ce dernier, d'après nous, est préparé non par ébullition, mais par décomposition des corps ; celui qui prépare ce baume sait parfaitement qu'on ne doit le préparer que dans un laboratoire spacieux , ou mieux à l'air libre , car les vapeurs âcres , suffocantes, sont insupportables , ne permettent pas à l'opérateur de suivre les phases de l'opération , sans être fortement incommodé , et le placent même dans l'impossibilité de rester dans un laboratoire trop petit ou trop peu aéré. Dans cette opération, les corps gras se saponifient par une élévation de température, et, dans cette décomposition ignée, la *glycérine* donne naissance à un corps particulier qui est désigné sous le nom d'*acroléine*. C'est ce corps qui est doué d'une odeur pénétrante et caractéristique, odeur qui se manifeste toutes les fois qu'un corps gras saponifiable se décompose par l'action de la chaleur. D'après cette remarque à l'abri de toute contestation, il faudra créer une nouvelle classe de préparation d'huiles médicinales, par la décomposition ou saponification de corps gras par la chaleur, pour être dans le vrai. Nous laissons cette remarque à votre bienveillante appréciation.

Quant à la préparation du baume tranquille et du baume divin de Montpellier, elle peut entrer dans la troisième catégorie ; seulement ces huiles sont composées, et la macération est prolongée.

Passons aux caractères physiques des huiles médicinales. Les huiles médicinales participent du caractère de l'huile qui sert à leur préparation, et nous avons déjà mentionné plus haut qu'on doit donner la préférence à l'huile d'olive comme se conservant mieux, dont la composition est constamment identique, la nature mieux connue, se conservant parfaitement et étant moins sujette à s'altérer par son action sur les substances avec lesquelles on la met en contact, pour qu'elle s'empare de leurs principes actifs. M. Mouchon propose de se servir de l'huile d'œillette comme se rancissant plus difficilement que l'huile d'olive. Malgré tout le respect que nous devons au savoir de cet habile praticien, nous ne partageons nullement son opinion; car si l'huile d'olive rancit au bout d'un temps plus ou moins long, à son tour l'huile d'œillette devient siccative et se transforme en une véritable résine. Au reste, toutes les objections de M. Mouchon disparaissent en employant le procédé de Deschamps (d'Avallon), qui consiste à *benziner* ou *populiner* les huiles médicinales. D'où il s'ensuit que ces médicaments doivent être préparés de la même manière pour qu'un médecin puisse trouver partout un médicament identique et constant ; malheureusement, dans plusieurs officines on se sert de la première huile venue, comme celle de sésame, de colza ou toute autre qui est fournie par le commerce à l'éclairage ; selon nous, une semblable pratique doit être abandonnée par un pharmacien qui est jaloux de son état, à moins que le médecin prescrive autrement.

Les huiles médicinales présentent en outre une variété de couleurs : tantôt elles sont vertes, rosées, jaunes, dorées, tantôt complètement brunâtres ; ce qui arrive particulièrement pour les huiles préparées par la décomposition.

Ces couleurs sont fournies par les plantes qui servent à leur préparation, d'autres fois l'opérateur lui-même colore suivant sa volonté.

L'odeur est aussi variable, car elle dépend, ou de l'odeur des substances employées, ou de l'huile et du corps employé, ou enfin des huiles essentielles qui étaient ingérées pour cette fin. La densité des huiles médicinales est peu différente entre elles, cependant elles sont toujours moins denses que l'eau. Leur saveur participe de celle des corps qui y sont incorporés.

Le toucher est doux ou onctueux. Elles sont insolubles dans l'eau, l'alcool.

Exposées au contact de l'air, les huiles médicinales s'altèrent plus facilement que l'huile d'olive qui sert d'excipient ; cela est dû en partie à leur préparation

vicieuse , et à une certaine quantité d'eau qui n'a pas
été convenablement chassée; celle-ci, par son contact
intime, prédispose à un rancissement plus ou moins
prompt , plus ou moins profond et complet. En effet,
dans toutes les Pharmacopées classiques, nous lisons
la recommandation de procéder par une ébullition ménagée et continuée jusqu'à ce que la plus grande
partie de l'eau soit dissipée , et d'avoir le soin d'agiter
continuellement , etc., etc. Mais il est hors de doute,
pour nous, qu'en opérant ainsi, toute l'eau n'est pas
chassée : le germe d'altération existe , et n'attend que
les circonstances favorables pour réagir sur le corps
gras, qui par conséquent s'altère et rancit; car autrement l'huile d'olive , quoiqu'elle n'échappe point à
l'action de l'air, est une de celles qui se conserve le
plus longtemps sans devenir rance et visqueuse.

Il nous semble que, dans ce cas, on pourrait porter
la température à 115° et même 120°, pour chasser les
dernières portions de l'eau sans détruire ses propriétés
médicamenteuses.

Les huiles préparées ainsi seront d'une conservation plus facile , et probablement elles n'auront pas
besoin d'être populinées ni benzinées. Indiquons d'une

manière générale comment on obtient une huile ben-
zinée et populinée. M. Deschamps a proposé ce moyen
pour la conservation de la graisse. M. le professeur
Gay a étendu ce moyen pour la conservation des
huiles. Pour cela, il ne s'agit que de prendre 120 gram.
de benjoin grossièrement pulvérisé et 3,000 grammes
d'huile ; chauffer au bain-marie pendant deux ou trois
heures ; passer ensuite à travers un linge et de s'en
servir. Pour populiner, on prend pour la même quantité d'huile, 500 grammes de bourgeons de peuplier ;
on chauffe jusqu'à ce que toute l'humidité soit chassée;
du reste, on agit de même que nous l'avons indiqué
plus haut. Il est plus rationnel de suivre le *modus faciendi* indiqué par M. Gay, qui consiste à ajouter
pendant la préparation des huiles médicinales, une
quantité de benjoin qui soit en rapport avec l'huile
qu'on prépare.

La lumière, de son côté, réagit sur le principe co-
lorant des huiles ; aussi on recommande, une fois
préparées, de les mettre dans des flacons d'une petite
dimension, pour qu'ils ne restent pas longtemps à être
vidés ; outre cela, on les place dans un endroit frais et
à l'abri de la lumière. La coloration qui résiste le
moins est celle des plantes vertes. Celle cependant

des plantes vireuses préparées dans des bassines de cuivre non étamées, se conserve plus longtemps et est beaucoup plus vive. Cette observation est due encore à M. le professeur Gay, qui suppose que cette augmentation de couleur par le cuivre est due au même phénomène qui se passe par rapport à l'étain sur les violettes. Il se peut, d'après nous, que les corps qui ont une action assez énergique sur les alliages de cuivre, ainsi que sur le cuivre lui-même, contribuent à augmenter cette coloration. Au reste, il serait très-aisé de s'en convaincre ; en passant un courant d'hydrogène sulfuré, le corps ne tardera pas à noircir s'il tient un composé de cuivre. Nous n'avons pas pu vérifier ceci par l'expérience, car nous ne nous sommes pas trouvé dans les conditions voulues.

Quel est l'usage et l'action des huiles médicinales ?

Les huiles médicinales appartiennent aux médicaments qui ne s'emploient qu'à l'extérieur, soit pour oindre les parties, soit pour être employées en frictions ; quelquefois ces huiles sont données en lavement et en injections ; cependant, avec l'huile camphrée on peut faire une émulsion camphrée, avec l'huile iodée une

émulsion iodée, phosphorée, etc., et même leur préparation serait plus aisée et plus facile que les loochs
dans lesquels on fait suspendre ces corps. L'action des
huiles médicinales n'est pas bien démontrée. Nous
savons que les anciens, Grecs et Romains, se servaient
des substances grasses pour oindre leur corps; probablement on ajouta plus tard les plantes aromatiques,
pour donner une' odeur agréable et augmenter les
forces; enfin, on est arrivé à incorporer des corps plus
actifs pour rendre leur application plus facile. Un
long usage a sanctionné sans doute l'emploi de ces
médicaments; cependant il faut avouer qu'on manque
d'expérience précise pour affirmer, d'une manière po-
sitive et hors de toute objection, si ces médicaments
jouissent réellement des propriétés qu'on leur attribue.
Aucun pharmacologiste n'a entrepris ce travail, qui
pourrait sans doute mettre sur la voie de découvertes
très-intéressantes, qui pourrait même changer peut-
être la préparation de certains principes immédiats.
Sans doute, les huiles telles que camphrée, phosphorée, iodée, etc., ont une action directe; mais
l'action de la plupart de ces huiles est complexe : 1°
elles ont une action topique, et qui est en rapport
avec la nature des principes contenus dans les huiles
médicinales ; 2° elles ont, à n'en pas douter, une ac-

tion générale, et variable encore comme leur composition, action générale qui résulte de l'absorption des principes contenus dans ces médicaments. En serait-il de même des huiles de jusquiame, de mille-pertuis, de camomille, de nicotiane, de stramonium, etc.? Nous ne le croyons pas; cependant il faut que l'expérience directe confirme les faits pour en assurer la certitude; car, dans les sciences expérimentales, rien ne doit être basé sur les hypothèses. Il suffit de se rappeler la composition variable et variée des huiles médicinales, pour comprendre que leur action thérapeutique doit être complexe et diverse.

Par le fait de la présence d'un corps gras, onctueux, qui est l'huile, il y a nécessairement une action topique, émolliente, adoucissante; mais cette action topique est surtout modifiée par les substances qui font partie de l'huile médicinale, et s'harmonise avec la nature de ces substances. Ainsi, les unes déterminent une action adoucissante, d'autres, au contraire, réveillent la tonicité des tissus, provoquent même des phénomènes locaux d'irritation, etc., etc. Mais, si leur action topique peut être si variable, nous pouvons en dire autant de leur influence sur l'ensemble du système vivant; car il ne faut pas oublier qu'une partie des substances composant les huiles médicinales sont absorbées par les nombreuses voies absorbantes qui appartiennent aux téguments, et par suite entraînées dans le torrent circulatoire. Par suite, l'huile médicinale, suivant sa composition, peut provoquer un effet thérapeutique variable et répondre à de nombreuses indications. Ainsi, telle substance huileuse conviendra surtout pour combattre un état de spasme, tandis que telle autre s'adressera à l'hyperesthésie; telle autre, au contraire, sera utilisée dans le but de calmer l'irritation, ou d'augmenter la vitalité des parties. C'est au praticien de saisir d'abord la nature du mal, afin de bien déterminer le genre d'indication qui découle de cette notion, et d'appliquer l'huile médicinale qui paraît le mieux convenir.

Nous ne terminerons pas ce coup d'œil rapide que nous venons de jeter sur les huiles médicinales, sans ajouter quelques observations qui nous sont personnelles. Il est vrai que l'analyse chimique n'a pu déterminer encore si les principes immédiats des plantes narcotiques étaient solubles dans l'huile ; de là découle cette incertitude qui existe chez la plupart de nos pharmaciens. Il est aussi bien démontré que les alcaloïdes ne possèdent point toutes les parties essentielles de la plante, surtout des narcotico-âcres. Aussi nous disons que si l'huile d'olive ne dissout pas l'hyos-ciamine, elle peut bien dissoudre la partie volatile fugace à laquelle un pharmacien distingué de Mont-pellier, a donné le nom de *viruline*. Cette substance peut facilement échapper à l'analyse chimique; mais elle n'existe pas moins dans l'huile de jusquiame.

ÉCOLE SUPÉRIEURE DE PHARMACIE

DE MONTPELLIER.

EXAMINATEURS DU CERCLE PHARMACEUTIQUE.

MM. J.-P.-J^h. GAY, professeur, *Président.*

J.-H.-R. POUZIN, professeur, *Président honoraire.*

B. CAUVY, professeur, *Vice-Président.*

H. GAY, agrégé, *Vice-Président.*

Albin FIGUIER, *Secrétaire-Général.*

PIÈCES APPROBATIVES

délivrées

PAR LA FACULTÉ DE MÉDECINE DE MONTPELLIER.

———◦◊◦———

UNIVERSITÉ DE FRANCE.

———

Le Doyen de la Faculté de Médecine de Montpellier.

Montpellier, le 22 Octobre 1855.

MONSIEUR,

J'ai l'honneur de vous transmettre la copie d'une lettre adressée par M. le Maire de Tarascon à M. le Préfet de l'Hérault, concernant les services que vous avez rendus pendant l'épidémie de choléra qui a sévi récemment dans cette ville. Je suis heureux, Monsieur, de pouvoir joindre moi-même mes félicitations à celles de l'autorité administrative, et de vous remercier au nom de la Faculté d'avoir continué les traditions de dévouement et d'abnégation qui font tant d'honneur à nos élèves.

Agréez, Monsieur, l'assurance de ma considération distinguée,

L'assesseur,
BENOÎT.

A Monsieur Jean Vidal, élève en médecine.

————

UNIVERSITÉ DE FRANCE.

—

Le Doyen de la Faculté de Médecine de Montpellier.

Tarascon , le 10 Octobre 1855.

Lettre de M. le Maire de Tarascon, à M. le Préfet

de l'Hérault.

MONSIEUR LE PRÉFET ,

J'ai à cœur de vous remercier du bienveillant empres sement avec lequel vous avez fait droit à la demande que j'ai eu l'honneur de vous adresser, dans le courant du mois dernier, pour solliciter l'envoi, dans notre ville, d'un élève de la Faculté de Montpellier.

Je saisis cette circonstance avec d'autant plus d'empressement, Monsieur le Préfet, qu'elle me permet de rendre hommage au dévouement et à l'abnégation sans bornes de l'élève Vidal, qui, dans la pénible et honorable mission dont il avait été chargé, a constamment fait preuve, nuit et jour, d'une activité et d'un zèle infatigables.

J'ose vous prier, Monsieur le Préfet, d'être mon interprète auprès de M. le Doyen de la Faculté de Médecine de

Montpellier, et de lui faire part de la conduite méritoire
de l'élève Vidàl.

Daignez agréer, etc.

Le Maire de Tarascon,
Signé : DE PRESLE.

Pour copie conforme :
Le Conseiller de Préfecture délégué,
Signé : LAFONT.

Pour copie conforme :
Le Doyen de la Faculté de Médecine de Montpellier,
L'assesseur : BENOÎT.

Montpellier, le 22 Octobre 1855.

M. Vidal, étudiant en médecine de la Faculté de Montpellier, se rend à Tarascon, sur la demande de M. le Maire
de cette ville, pour concourir au service de l'hôpital.

Montpellier, le 8 septembre 1855.

Le Préfet de l'Hérault,
COSTA.

Tarascon, le 9 Octobre 1855.

LA COMMISSION ADMINISTRATIVE

Des Hospices Civil et Militaire de la ville
de Tarascon,

Certifie que M. Vidal (Jean), âgé de 24 ans, né à Lloupia
(Pyrénées-Orientales), élève de 3e année à l'École de Mé-

3

decine de Montpellier, envoyé à l'hôpital de cette ville par
M. le Préfet de l'Hérault, sur la demande de ladite Commission, pour y faire le service d'interne durant l'épidémie cholérique, *s'est acquitté de son devoir* avec un zèle et
un *dévouement* extrêmement *remarquables* et dignes des
plus grands éloges.

L'intensité de la maladie et sa durée ont permis à la
Commission d'apprécier l'abnégation entière dont ce jeune
élève a fait preuve, par son assiduité de nuit et de jour
aux lits des malades, ainsi que l'aménité de son caractère,
qui le fera regretter de toutes les personnes de la maison
avec lesquelles il a eu des rapports.

En conséquence, elle lui en témoigne, par le présent
certificat, sa vive reconnaissance et déclare qu'elle serait
heureuse de voir qu'une récompense honorifique lui fût
décernée.

Fait et délivré à Tarascon, en bureaux à l'Hôpital
des Malades, les jours, mois et an susdits.

Les Administrateurs,

Auguste AUBANEL, Jh. de ROUX, CHARRASSON, RAOUX,
Ant. CARTIER.

Vu par nous, Maire de la ville
de Tarascon, pour la légalisation
de la signature de MM. Aubanel,
de Roux, Charrasson, Raoux et
Ant. Cartier, Administrateurs des
hospices, apposées d'autre part.

Tarascon, en Mairie, le 10 octobre 1855.

DE PRESLE.

HOSPICES DE TARASCON.

—

Je soussigné, docteur en médecine de la Faculté de Paris, médecin en chef de l'hôpital civil et militaire de Tarascon, médecin des épidémies de l'arrondissement d'Arles, etc., certifie que M. Vidal (Jean), élève à l'École de médecine de Montpellier, envoyé à l'hôpital de la susdite ville, sur la demande de l'Administration hospitalière, pour y faire le service d'interne pendant l'épidémie cholérique, s'est conduit avec un zèle et un dévouement dignes du plus grand éloge.

Pour rendre hommage à la vérité, j'atteste que pendant toute la durée de l'épidémie, cet élève a rempli son devoir avec une abnégation, un courage et un dévouement méritant d'être signalés à l'autorité supérieure.

En foi de quoi je lui ai délivré le présent certificat, dont j'atteste le contenu sincère et véritable.

Tarascon, le 11 octobre 1855.

BRAYE.

Vu par nous, Maire, pour légalisation de la signature de M. Braye, médecin en chef de l'hôpital de cette ville, apposée ci-dessus.

Tarascon, le 11 octobre 1855.

DE PRESLE.

————

Tarascon, le 23 mars 1856.

Le lieutenant-colonel de 1er lanciers, commandant la place de Tarascon, s'empresse d'attester, sur la demande qui lui a été adressée, que pendant l'épidémie qui a régné à Tarascon au mois de septembre 1855, M. Vidal (Jean), étudiant en médecine, né à Lloupia (Pyrénées-Orientales), appelé à se rendre à l'hôpital militaire de Tarascon pour y soigner les cholériques, en qualité d'interne, a fait preuve, dans cette douloureuse circonstance, de zèle et d'activité ; ses soins constants, son dévouement assidu, ont particulièrement attiré l'attention des officiers de santé chargés du service, et je suis heureux pour mon compte d'exprimer à M. Vidal toute ma reconnaissance pour les soins empressés qu'il a prodigués à nos malheureux lanciers atteints de choléra.

Le lieutenant-colonel du 1er lanciers, commandant la place.

A. DUROUTTI.

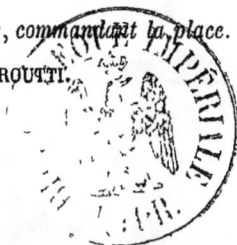